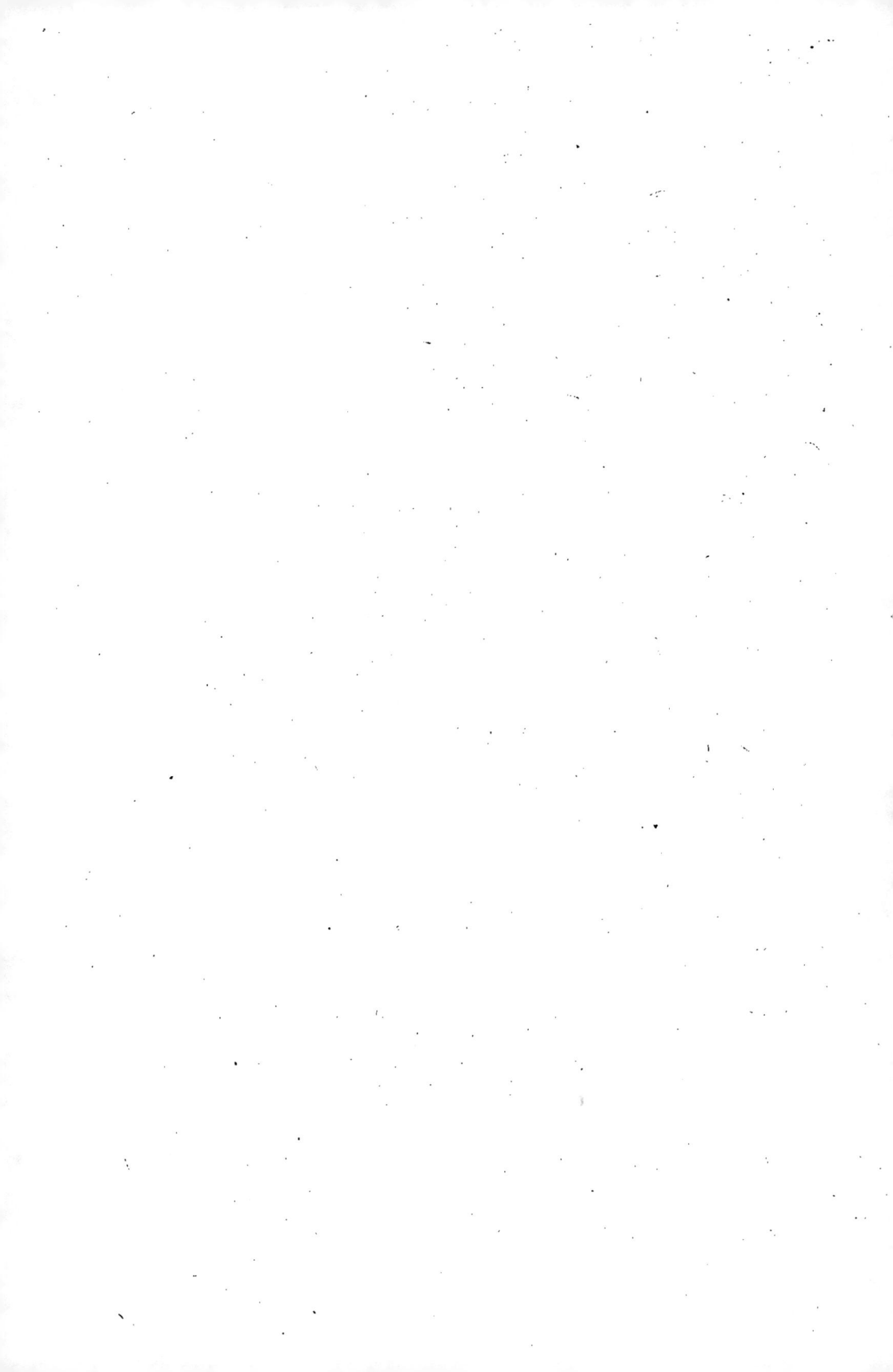

NOUVELLE
REVUE HISTORIQUE

DE

DROIT FRANÇAIS ET ÉTRANGER

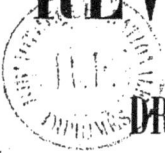

PUBLIÉE SOUS LA DIRECTION DE MM.

J. TARDIF
Docteur en droit,
Archiviste-Paléographe.

M. PROU
Membre de l'Institut,
Directeur de l'École
des Chartes.

G. APPERT
Docteur en droit.

P. DARESTE
Docteur en droit.

P. F. GIRARD
Professeur à la Faculté
de droit de Paris.

P. FOURNIER
Membre de l'Institut,
Professeur à la Faculté
de droit de Paris

. . . .
Secrétaire de la Rédaction.

E. PERROT
Professeur agrégé à la Faculté de droit de Montpellier
Rédacteur du Bulletin bibliographique.

PRIX DE L'ABONNEMENT ANNUEL
Payable en espèces, chèque ou mandat-poste :

Pour la France..................................... 25 fr.
Pour l'Étranger.................................... 26 fr.
Frais d'encaissement par mémoire, traite, etc. **1 fr. 50**
L'année terminée se vend 28 fr.

LA
RÉDACTION DES COUTUMES D'ARTOIS
AU XVIe SIÈCLE
Par Ch. HIRSCHAUER

LIBRAIRIE
DE LA SOCIÉTÉ DU
RECUEIL SIREY
Anne Mson LAROSE & FORCEL
LÉON TENIN, Directeur
22. rue Soufflot. PARIS. 5e

1918

LA

RÉDACTION DES COUTUMES D'ARTOIS

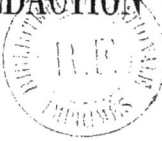

AU XVIᵉ SIÈCLE

L'ordonnance de Montil-lès-Tours, d'avril 1454 (1), par laquelle Charles VII décréta la rédaction des coutumes du Royaume, marque dans l'histoire du droit français une date importante : c'est le début d'une longue suite d'efforts, dont les derniers mouvements se feront sentir jusqu'à la veille de la Révolution, pour substituer à l'imprécision, aux lenteurs et aux frais de la preuve orale la certitude et la rapidité qui résultent de l'emploi de l'écriture. Dorénavant, plus d'enquêtes par turbes (2); seules pourront être alléguées dans les procès les coutumes rédigées et dûment publiées; un simple extrait authentique désormais en fera foi.

Tant de commodités et de garanties offertes aux plaideurs expliquent le succès de la réforme de 1454 et comment les contemporains n'en saisirent pas tout de

---

(1) *Ordonnances des Rois de France*, t. XII, pp. 312-313.

(2) Sur les enquêtes par turbes, le travail le plus récent est l'excellente thèse d'Hippolyte Pissard, *Essai sur la connaissance et la preuve des coutumes en justice, dans l'ancien droit français et le système romano-canonique* [Paris (A. Rousseau), 1910; in-8°], en particulier, pp. 122-159. Pour qu'une coutume fût valablement prouvée en justice, il fallait qu'elle fût attestée par une ou généralement deux « turbes », de dix témoins chacune, statuant à l'unanimité. Il arrivait parfois que les turbes de l'une et de l'autre parties affirmaient des coutumes contradictoires.

suite les lointaines conséquences. Aujourd'hui même, seule une étude approfondie de l'ensemble de ce grand travail juridique (1) permettrait de résoudre les divers problèmes qu'il soulève et qui intéressent également l'histoire du droit public et celle du droit privé (2). En se tenant dans les bornes étroites d'une monographie provinciale, il faut renoncer à élucider ces grandes questions; tout au plus peut-on espérer projeter quelque lumière sur un point, à vrai dire important.

Quelle part a été laissée dans la rédaction des coutumes au droit de discussion des sujets représentés par les États provinciaux? Dans quelle mesure ce mot de Guy Coquille se trouve-t-il justifié : « *Le peuple de chascune province a droict d'establir loy sur soy : quy sont les coustumes et droict non escrit... Ainsy les commissaires ordonnez par le Roy pour presider en ces assemblées d'Estats les ont auctorisées, en y inspirant la puissance de loy; mais, en effect, c'est le peuple*

---

(1) Sur la rédaction des coutumes, on ne peut guère indiquer que les ouvrages classiques de P. Viollet, *Histoire du droit civil français*, 2ᵉ éd. [Paris (Larose), 1893; in-8°], pp. 142-148; d'A. Esmein, *Cours élémentaire d'histoire du droit français* [Paris (Larose), 1895; in-8°], pp. 745-756; de G. Dupont-Ferrier, *les Officiers royaux des bailliages et sénéchaussées... à la fin du Moyen-Age* [Paris (Bouillon), 1902; in-8°], pp. 306-313. On peut utiliser encore, en dépit de leur date ancienne, les *Études sur les coutumes* d'Henri Klimrath [Paris (Levrault), 1837; in-8°].

(2) Certains auteurs ont effleuré quelques-uns de ces points : H. Pissard, *op. cit.*, pp. 164 sqq. traite sommairement des répercussions de la rédaction des coutumes sur l'emploi de la preuve orale et montre que celle-ci ne put être entièrement supprimée et que, par suite, l'évolution du droit privé ne fut pas artificiellement arrêtée. — G. Picot, au t. Iᵉʳ de son *Histoire des États généraux*, pp. 460-461, indique, parmi les raisons qui ont pu pousser le Roi à faire rédiger les coutumes, l'intérêt qu'il avait « à démontrer aux comtes et aux seigneurs que les lois du royaume tiraient toute leur force de l'autorité du prince ». Il y a là une idée intéressante qui mériterait d'être approfondie : rien, en effet, ne peut mieux prouver les progrès du pouvoir monarchique que cette intrusion toute nouvelle de la Royauté dans le domaine du droit privé; à vrai dire, le Roi se défend d'innover en cette matière, il reconnaît la coutume, mais en même temps, il exige qu'elle soit désormais soumise à son approbation.

qui faict la loy » (1)? Et est-il vrai de dire, avec le même
Guy Coquille, que « *le premier mouvement de ce droict
civil* » doit être cherché « *en la volonté des Estats des
provinces* » (2)?

D'autres pays coutumiers que l'Artois pourraient
fournir la réponse à ces questions; mais la situation
politique de ce comté, tiraillé entre deux dominations
rivales, a paru présenter un intérêt tout spécial.

⚬

Le traité de Senlis avait rendu l'Artois aux héritiers
du Téméraire, mais non plus avec les droits souverains
abandonnés par Charles VII lors de la paix d'Arras; l'archiduc Philippe le Beau s'était donc vu obligé, le 5 juillet
1499, de prêter foi et hommage entre les mains des
représentants du Roi. On sait quelle imprudence il y
eut à laisser ainsi retourner une province du Royaume
à une maison devenue étrangère, dont les intérêts et
la politique particulière ne devaient pas tarder à l'en-
traîner en dehors et fort loin des directions françaises.
Il eût fallu un pouvoir singulièrement avisé et ferme
dans ses plans pour obliger le puissant comte d'Artois
à la stricte observation de ses devoirs de vassalité.
Certes, nos rois s'y essayèrent, mais, dirigeant tous
leurs efforts vers l'Italie, ils ne surent pas poursuivre
avec persévérance des desseins moins lointains et d'un
profit plus assuré.

Tout le temps qu'avait vécu Philippe le Beau (3), ni
Charles VIII ni Louis XII n'avaient rien eu à craindre

---

(1) Guy Coquille, *Questions et responses sur les coustumes de France*
[Paris (chez la veuve Langelier), 1611; petit in-4°], p. 2.

(2) Cité dans Viollet, *op. cit.*, p. 147.

(3) Sur la politique de Philippe le Beau, cf. Pirenne, *Histoire de Belgique*, t. III [Bruxelles (H. Lamertin), 1907; in-8°], pp. 56-69.

de ses entreprises : le jeune héritier des couronnes d'Aragon et de Castille, soucieux avant tout de réparer les ruines dues aux folles ambitions de Charles le Téméraire, s'était, contre le gré de son père Maximilien, de son beau-père Ferdinand, montré constamment résolu à maintenir, quoiqu'il lui en coûtât, la bonne entente avec la France. Pour éviter jusqu'au moindre prétexte de conflit, il n'avait que mollement mené la lutte contre Charles d'Egmont, qui, aidé des subsides de Louis XII, revendiquait, les armes à la main, ses droits sur le duché de Gueldre. L'Artois, plus intéressé que nulle autre province des Pays-Bas à éloigner la guerre de ses frontières, défendait en toute occasion cette politique conciliante.

La mort inopinée de Philippe le Beau, survenue le 25 septembre 1506, au cours du voyage qu'il avait dû faire en Espagne pour recueillir l'héritage d'Isabelle la Catholique et déjouer les intrigues de Ferdinand d'Aragon, mit Louis XII en face d'une situation bien différente.

Le fils de Philippe et de Jeanne la Folle, Charles de Luxembourg, n'ayant que six ans, à qui devait appartenir la garde de l'enfant? Les États Généraux des Pays-Bas, réunis à Malines le 18 octobre (1), au moment même où parvint la nouvelle de la mort du Roi, furent sur-le-champ saisis de cette grave question dont la diversité des coutumes rendait la solution fort malaisée. D'après les unes, le bail revenait au grand-père paternel, l'Empereur Maximilien, d'après d'autres, à la mère du jeune prince. La députation artésienne émit un avis fort net : pour couper court à toute contestation et surtout pour éviter que le roi de France, dont l'appui ouvertement donné à Charles d'Egmont décelait bien les intentions,

---

(1) Sur cette session des États généraux, la source la plus importante est le rapport très étendu fait le 1er novembre par les députés de Béthune à leurs commettants (Arch. comm. de Béthune, *reg. BB4*, fos 93 à 95).

ne trouvât de nouveaux motifs d'intervenir aux Pays-
Bas, elle proposa d'obtenir le désistement, au besoin
moyennant finances, de Maximilien et de Jeanne, et de
confier la tutelle de Charles de Luxembourg à un conseil
de seigneurs du pays (1). En même temps, comme gage
supplémentaire de neutralité, l'armée de Gueldre serait
licenciée.

Les mandataires des États de Flandres et de Hainaut
se rangèrent à cette manière de voir, tandis que Bra-
bançons, Hollandais, Zélandais et Frisons se déclaraient
en faveur de Maximilien (2). Une assemblée des villes,
réunie à Arras le 14 novembre, approuva la conduite
des députés d'Artois aux États généraux de Malines (3).

Louis XII, hostile, pour des raisons faciles à com-
prendre, à la candidature de l'Empereur, ne sut pas
exploiter ces dissentiments ni même tirer bon parti de
ses droits : en vertu de la coutume d'Artois, il pouvait
saisir le comté et y exercer la régale, si le fief n'était
pas relevé au bout de quarante jours à dater de la mort
du roi de Castille (4). Il n'en fit rien, renonçant ainsi
à l'avantage que lui donnait dans ce conflit sa situation
de suzerain, et ses protestations contre le choix de
Maximilien comme « mainbourg » des enfants de Phi-

---

(1) Le texte de l'avis des députés d'Artois sur la question de la tutelle
a été publié par [GUESNON], *Inventaire des Chartes d'Arras* (s. l. n. d.;
in-4°), pièce n° CCLXVIII, p. 353; nous en connaissons deux copies pouvant
servir à le corriger : 1° Arch. comm. de Saint-Omer, *Correspondance du
Magistrat, ann. 1506;* 2° Arch. comm. de Béthune, *loc. cit.*, f°ⁱ 95 v° et
295.

(2) *Ibid.*, f°ⁱ 94-95.

(3) Des délibérations de cette assemblée du Tiers sortit l' « avis et conclu-
sion... » publié par [GUESNON], *op. cit.*, n° CCLXX, pp. 356-357, qui date ce
texte du *13* novembre. Les autres versions du même document donnent
comme date le *14* (1° Arch. comm. de Saint-Omer, *loc. cit.*; 2° Arch. comm.
de Béthune, *loc. cit.*, f° 99). Le rapport des députés de Béthune prouve
que cette dernière date est exacte (*Ibid.*).

(4) Art. XVI des rédactions de 1509 et de 1540, art. XX de la rédaction
de 1544.

lippe le Beau furent si tardives ou si platoniques (1)
qu'elles n'empêchèrent pas même l'Artois de se rallier
à la cause de l'Empereur, au mois de mars 1507 (2). On
va voir, à propos de la rédaction des coutumes, la politique française céder encore du terrain.

o°o

Le 2 avril 1507 (n. st.), Louis XII, par lettres datées de
Grenoble, ordonna au bailli d'Amiens de mander à tous
seigneurs laïques et ecclésiastiques de son ressort, y com-
pris les pairs de France, de venir à Amiens faire rédiger
et homologuer les coutumes de leurs juridictions particulières, faute de quoi ces usages ne pourraient dans
la suite être allégués en justice et ceux du siège principal feraient foi contre eux (3).

La clause concernant les pairs de France visait non
seulement l'évêque de Beauvais, dont une partie des
biens ressortissait au bailliage d'Amiens (4), mais surtout le comte d'Artois, de qui la pairie presque tout
entière était, au point de vue judiciaire, rattachée par
un lien assez fragile à la prévôté foraine de Beauquesne
ou à celle de Montreuil-sur-Mer (5). L'occasion paraissait

(1) Le 7 novembre 1506, Louis XII félicita les habitants de Gand de s'être
opposés avec les députés d'Artois à l'attribution de la tutelle à Maximilien
(Guesnon, *op. cit.*, n° cclxix, p. 355). — Le 27 juillet suivant, il écrivit
encore aux échevins et habitants d'Arras pour leur interdire de reconnaître
Maximilien comme mainbourg des enfants du roi de Castille, sous peine de
passer pour « criminelz de leze-majesté et rebelles et desobeissans subjectz »
(Copie : Arch. comm. de Béthune, *loc. cit.*, f° 116).

(2) [1507], 6 avril ; Arras. *Lettre de Jean de Bernicourt au gouverneur de Béthune pour lui rendre compte de la délibération des États
généraux tenus à Louvain* (Copie : *Ibid.*, f° 108 v°).

(3) Copie : *Ibid.*, f°ˢ 114 v°-115. — Signalé dans : Bouthors, *Coutumes
locales du bailliage d'Amiens*, t. II [Amiens (Mém. de la Soc. des Anti-
quaires de la Picardie), 1853 ; in-4°], p. v et p. 197.

(4) Sur les discussions auxquelles donna lieu la rédaction des coutumes
du vidamé de Gerberoy, cf. Klimrath, *op. cit.*, pp. 38-39.

(5) Le siège de la prévôté de Beauquesne avait été transféré en 1486 dans

bonne à Louis XII, et l'était en effet, de rappeler ses droits de suzeraineté sur l'Artois, droits indiscutables, mais que la maison de Habsbourg avait tout intérêt à laisser oublier.

Antoine de Saint-Deliz (1), lieutenant général du bailli, conformément aux ordres de son maître et aux instructions des deux conseillers du Parlement, « commissaires deleguez sur le faict des coustumes du Royaume » (2), manda aux huit prévôts ses subordonnés d'ajourner au 25 août à Amiens tous les seigneurs justiciers de leurs circonscriptions respectives (3). Le prévôt de Beauquesne avait charge spéciale de sommer à comparoir le comte d'Artois, ses officiers et châtelains et ses vassaux des trois ordres.

Dès le 13 août, Marguerite d'Autriche (4), à qui Maximilien venait de confier la régence des Pays-Bas, protesta contre la prétention de Louis XII d'empiéter sur l'autorité de l'archiduc Charles « qui, disait-elle, est prince en se conté » et interdit à la ville d'Arras d'obéir à l'assignation (5).

la « Cité » d'Arras, « dépendance du royaume enclavée au domaine comtal » [A. Guesnon, *Adam de la Halle et le Jeu de la Feuillée* (Paris, H. Champion, 1917; in-8°; extr. du *Moyen-Age*), p. 43]. Le comté de Saint-Pol, le bailliage de Saint-Omer et la régale de Thérouanne dépendaient de la prévôté de Montreuil-sur-Mer (bailliage d'Amiens), le bailliage de Bapaume de celle de Péronne (gouvernement de Péronne, Montdidier et Roye).

(1) Voy. sur lui : E. Maugis, *Essai sur le recrutement... des principaux offices du siège du bailliage d'Amiens* [Paris (Picard), 1906; in-4°], *passim*.

(2) Le rôle de ces commissaires-visiteurs, déterminé par diverses ordonnances de Charles VIII, est bien indiqué dans les ouvrages cités de Klimrath, pp. 8-9, Esmein, pp. 748-749 et Dupont-Ferrier, pp. 311-312.

(3) Pour tous les détails de la rédaction des coutumes d'Amiens, nous renvoyons une fois pour toutes au procès-verbal d'Antoine de Saint-Deliz, publ. par Bourdot de Richebourg, au t. I⁰ʳ, pp. 113 sqq. de son *Nouveau Coutumier général* [Paris (Legras), 1724; in-fol.]. Les lettres de convocation du bailli d'Amiens sont du 2 août (Arch. comm. de Béthune, reg. BB 4, f⁰ 114 v⁰).

(4) Fille de Maximilien et par suite tante du futur Charles-Quint, Marguerite d'Autriche était veuve depuis 1504 du duc de Savoie Philibert II; sur sa politique très remarquable, voy. Pirenne, *op. cit.*, pp. 71 sqq.

(5) Copie : Arch. comm. de Béthune, reg. BB 4, f⁰ 117.

Cette défense fut vite connue dans la province entière et y jeta une grande perplexité. On doutait s'il valait mieux s'exposer aux représailles du roi de France en ne répondant pas à sa convocation, ou, au contraire, se rendre à Amiens au jour fixé pour demander remise et gagner ainsi du temps. Après divers échanges de messages, les villes s'arrêtèrent en principe au second parti (1). De plus, les États d'Artois devant se tenir le 28 août à Arras, elles y envoyèrent leurs députés quelques jours avant cette date (2). De nombreux membres des deux autres ordres s'y trouvaient déjà réunis et une véritable assemblée d'États fut appelée à délibérer sur un plan d'action commune (3).

L'échevinage d'Arras, en même temps qu'il se mettait en rapports avec ceux des autres villes, avait fait demander à la Régente de nouvelles instructions. La réponse n'arriva que dans la nuit du 24 au 25 et, dès sept heures du matin, les États tinrent conseil (4). Bien que Marguerite d'Autriche s'opposât toujours à ce qu'on obéît au mandement de Louis XII, l'assemblée, redoutant de fournir au roi de France le *casus belli* qu'il semblait rechercher, adopta un parti tout différent et se rangea à la manière de voir de plusieurs conseillers au Parle-

(1) Le 17 août, le procureur d'Arras communiqua la lettre de la Régente du 13 à l'échevinage de Béthune et déclara que le Magistrat d'Arras trouvait l'avis « trop rigoureux » et avait l'intention d'obéir à la convocation du bailli, au besoin de demander quelque délai; de Béthune, le procureur se rendit à Aire, puis à Saint-Omer; ces deux villes se rangèrent à l'opinion d'Arras; il en fut de même de Béthune le 19 août (Arch. comm. de Béthune, *loc. cit.*, fᵒˢ 117 vᵒ-118).

(2) La convocation pour l'assemblée du 28 août est datée de Bruxelles, le 16 août (Copie : *Ibid.*, fᵒ 121 vᵒ). Les députés de Béthune arrivèrent à Arras dès le 23 au soir (*Ibid.*, fᵒ 119 vᵒ).

(3) Les 24 et 25 août (*Ibid.*, fᵒ 119 vᵒ-120).

(4) Les députés de Béthune, le « merquedi jour Saint Loys XXVᵉ dudit » mois, se trouverent devers lesd. d'Arras bien matin, ou leur fut dit que » a XI heures en la nuit lesd. deputez [*envoyés vers la Régente par l'éche-* » *vinage d'Arras*] estoient retournez et que l'on assembleroit a VII heures » du matin, ou tous lesd. Estatz se trouverent enssemble... » (*Ibid.*, fᵒ 120).

ment de Paris, dont le Magistrat d'Arras avait cru bon
de solliciter l'avis (1) : si le comte d'Artois pouvait, à
la rigueur, se pourvoir contre l'ordre du Roi, en invo-
quant les privilèges des pairs de France, « ceulz de
l'eglize, nobles, corpz de villes et autres adjournez »
devaient s'y soumettre sans murmure. Aussi un grand
nombre de députés se trouvèrent-ils à Amiens, le 26
au matin.

Sitôt la séance ouverte à l'auditoire du bailliage par
le lieutenant général assisté des quelque soixante conseillers du siège (2), l'appel nominal commença. Charles,
comte d'Artois, ne répondit pas, mais son avocat fiscal,
comparant en son nom, l'excusa parce « qu'il estoit
josne et demourant loingz » (3). De la validité de la
convocation, pas un mot; la Régente, se relâchant de
son intransigeance, avait été contrainte de reconnaître
implicitement la suprématie du roi de France.

La majeure partie des nobles, des chapitres, des
abbayes et des villes d'Artois étaient également représentés. Les absents, ceux du moins qui avaient négligé

(1) « ... L'advis que avoient eu ceulx d'Arras de Mons. Boschart et autres
» conseillers en la court de Parlement à Paris, devers lesquelz iceulx
d'Arras pour ce que dessus avoient envoyé... » (*Ibid.*). — Il est à remarquer
que, d'après M. Édouard Maugis, *Histoire du Parlement de Paris de
l'avènement des rois Valois à la mort d'Henri IV*, t. III [Paris (Aug.
Picard), 1916; in-8º], p. 135, Jean Bochart, conseiller lai au Parlement
depuis 1466, serait mort le 26 *juin* 1507.

(2) *Procès-verbal d'Antoine de Saint-Deliz.* — Cf. aussi Dupont-
Ferrier, *op. cit.*, p. 253, n. 10.

(3) On trouvera dans le procès-verbal d'A. de Saint-Deliz la liste des
comparants; voici les détails que rapportèrent les députés de Béthune sur
l'appel nominal : « Eulz assemblez ensemble, entre autres appellez furent
» appellez : « Monseigneur le conte d'Arthois », pour lequel, par l'advocat
» dudict seigneur, fut remonstré qu'il estoit josne et demourant loingz ; en
» passant oultre, partant : « Les gouverneur, eschevins et maieurs de Be-
» thune », pour lequel gouverneur fut respondu par ledit Cammiers, procu-
» reur; et pour lesdits eschevins, maieurs, lesdit (*sic*) Clauel, eschevins (*sic*)
» et Dupont, procureur, en demandant : « Quels sont les eschevins ? » et
» en respondant : « les vechy », en passant oultre, partant, et ainsy des
» autres... » (Arch. comm. de Béthune, *loc. cit.*, fº 120).

d'envoyer un procureur, furent frappés d'une amende. Tel fut le cas des sujets des châtellenies de Lille, Douai et Orchies, dont les officiers avaient refusé de laisser les sergents du prévôt de Beauquesne publier les lettres de convocation sur leur territoire (1).

L'appel terminé et après que tous les assistants eurent prêté le serment solennel de donner bon et loyal conseil, Antoine de Saint-Deliz commença la lecture, article par article, des coutumes générales du bailliage et les soumit à la discussion et au vote de l'assemblée qui les approuva, exception faite de quelques points douteux réservés à la décision des commissaires-délégués.

Ce fut ensuite au tour des prévôts de déposer les coutumes de leurs juridictions et un grand nombre d'assistants firent de même pour les usages particuliers de leurs terres. Mais, tandis que le cahier du bailliage, rédigé avec grand soin par une commission de praticiens exercés (2), put recevoir sur-le-champ les signatures des membres présents, il en était tout autrement des coutumes locales; la plupart, recueillies en hâte et sans méthode, n'avaient été portées à Amiens que pour obéir aux ordres du Roi et il ne pouvait être question de les décréter telles quelles. Aussi le lieutenant général, accédant à la demande faite, au nom des comparants, par Mᵉ Jean Blotefier, avocat et licencié ès lois, ne fit-il pas difficulté d'accorder délai jusqu'au 30 septembre pour rapporter les coutumes en bonne forme (3). Il donna en même temps des indications sur la façon de conduire le travail.

(1) *Ibid.*, fᵒ 120 rᵒ-vᵒ.

(2) Ce travail avait été exécuté dans le courant d'août par douze « notables et anciens » conseillers du siège et approuvé par une assemblée générale de leurs collègues réunis en chambre de conseil (*Procès-verbal d'Ant. de Saint-Deliz*).

(3) *Ibid.* — Les comparants, pour éviter les frais d'un second voyage et d'un second séjour à Amiens, avaient obtenu de pouvoir se faire représenter

Dans chaque bailliage et gouvernance, c'était au
bailli ou au gouverneur qu'il incombait de rédiger les
coutumes spéciales à sa juridiction, mais il devait
ensuite réunir les trois États de sa circonscription
et donner lecture des cahiers aux assistants. Ceux-ci
auraient à déclarer « en leurs concienches » s'ils les
approuvaient, chacun ayant le droit de proposer telles
modifications qu'il jugerait nécessaires et de les faire
noter par écrit. Enfin les membres de l'assemblée
seraient tenus de contresigner de leurs seings ou de
leurs marques le texte arrêté par eux (1).

Alors que la plus grande partie de l'Artois était repré-
sentée à Amiens, la gouvernance de Bapaume, qui
relevait de la prévôté de Péronne et devait envoyer ses
coutumes dans cette dernière ville, n'obéit point avec
le même empressement, et les officiers du Roi n'hésitèrent pas à saisir, au nom de leur maître, le domaine
de Bapaume. Cette mesure de rigueur acheva d'incliner
en Artois les esprits à la prudence et les États, dont
la session n'était pas encore terminée au retour d'A-
miens de leurs députés, hésitèrent à soutenir l'opposi-
tion faite par les gens de Bapaume et se contentèrent
de suggérer, comme le meilleur parti à prendre, de
décliner la compétence du bailli d'Amiens et de porter
directement la cause devant le Parlement (2). Ainsi seraient sauvegardés les privilèges de l'Archiduc et l'on
obtiendrait tout au moins quelque délai.

Mais, pour une raison ou pour une autre, ce semblant

le 30 septembre par dix-huit procureurs, à raison de six par ordre (*Ibid.*; et
Arch. comm. de Béthune, *loc. cit.*, f° 120), mais les commissaires délégués
aux coutumes furent d'un avis différent et le lieutenant du bailliage dut
lancer de nouvelles convocations.

(1) Il faudrait, rapportent les députés de Béthune, « tout leur faire seigner
» selon leurs qualitez; et ceulx qui ne scevent signer fachent leurs marques
» en escripssant dessoubz : « C'est le merque d'un tel » ; ainsy que en estoit
» faict audict Amiens » (Arch. comm. de Béthune, *loc. cit.*, f° 120).

(2) *Ibid.*, f° 121.

de résistance fut abandonné, et de très nombreux seigneurs artésiens montrèrent leur soumission aux volontés royales en faisant procéder à la rédaction de leurs coutumes dans tout le cours du mois de septembre et en se rendant, le 30, à la nouvelle convocation du lieutenant général d'Amiens.

L'assemblée s'occupa tout d'abord d'examiner et d'approuver les coutumes des prévôtés. Ce travail dura plusieurs jours, mais, quand on en vint aux coutumes locales, le nombre s'en trouva si considérable que la lecture n'en aurait pu être faite « en demi an entier » et qu'Antoine de Saint-Deliz décida d'en remettre *sine die* la publication (1). On se contenta, en attendant des instructions, de les déposer au greffe du bailliage (2) sans être vérifiées. Elles ne le furent jamais depuis : quand, les 28 et 29 octobre suivants, Christophe de Carmone, président, et Guillaume de Besançon (3), conseiller au Parlement de Paris, vinrent à Amiens et procédèrent devant une nombreuse assistance à la publication solennelle des coutumes générales du bailliage (4) et des prévôtés,

(1) Sur l'assemblée du 30 septembre comme sur la publication des coutumes du bailliage les 28 et 29 octobre, voy. le procès-verbal d'Ant. de Saint-Deliz.

(2) « La plûpart des coutumes locales d'Artois furent [*alors*]... envoyées » à Amiens, où il y en a encore actuellement un nombre considérable au » dépôt des anciennes minutes du greffe du bailliage d'Amiens. Le 25 octobre » 1559, il y fut mis un inventaire de ces coutumes locales qui avoit été » dressé par deux procureurs que le bailli d'Amiens avoit commis à cet effet » [ADRIEN MAILLART, édit. des *Coutumes générales d'Artois*, 2ᵉ éd., rev. et augm. (Paris, chez de Bure, 1739, in-fol.), p. 169]. — Beaucoup de ces coutumes locales de 1507 ont été publiées par BOURDOT DE RICHEBOURG, au t. Iᵉʳ du *Nouveau Coutumier Général*, t. Iᵉʳ, pp. 324-444 ; mais il faut surtout se servir de l'excellente édition, cit. *supra*, de BOUTHORS.

(3) Sur la carrière de ces deux parlementaires, cf. MAUGIS, *op. et loc. cit.*, à la p. 130 pour Christophe de Carmone, aux pp. 114 et 136 pour Guillaume de Besançon.

(4) Les commissaires délégués prirent des mesures pour donner une large publicité à la nouvelle coutume d'Amiens : elle fut, sur leur ordre, imprimée dans cette ville par Nicolas Lecaron, en 1508 ou 1509. Cette édition gothique « est rarissime : on en connaît trois exemplaires seulement ; l'un

ils eurent soin de spécifier que les coutumes locales présentant des dispositions particulières continueraient d'être en vigueur, si toutefois elles étaient envoyées à Amiens avant le 8 mars, premier jour de Carême de 1508. Mais il ne paraît pas que cette dernière injonction ait été suivie de quelque effet.

Il n'en restait pas moins que le triomphe de l'administration royale, à cette date du 29 octobre, pouvait passer pour complet. Les villes, les églises, les nobles d'Artois s'étaient soumis, après quelques hésitations, mais sans résistance sérieuse, aux mandements de Louis XII et de ses officiers; par deux fois, ils avaient comparu à Amiens, ils y avaient porté leurs coutumes. La Régente elle-même s'était inclinée, en dépit qu'elle en eût, devant les volontés du Roi, et le jeune comte d'Artois avait dû envoyer son procureur à chacune des deux assemblées. Et, à un autre point de vue, le succès n'était pas moindre : dans les cas laissés indécis par les coutumes locales, les coutumes du bailliage feraient foi et, à défaut, les coutumes générales du Royaume. C'était dénier à l'Artois toute autonomie en matière judiciaire et le subordonner plus étroitement que jamais au Parlement de Paris.

Louis XII ne sut pas s'en tenir à cet heureux résultat et, cédant aux instances de Marguerite d'Autriche, accorda le 1ᵉʳ avril 1508 à Maximilien, bail de l'archiduc Charles, l'autorisation de procéder lui-même à la rédaction des coutumes d'Artois. Le 20 juillet, l'Empereur donna commission à Robert de Melun, gouverneur d'Arras, et à Jean Caulier, maître des requêtes ordinaires de l'hôtel, de surveiller l'opération (1).

» se trouve à la Bibliothèque Nationale, les deux autres dans une collection » privée, à Montdidier » (communication de M. Henri Michel, conservateur de la Bibliothèque d'Amiens).

(1) Copie : Arch. dép. du Nord (fonds de la Chambre des Comptes), *carton B 941*, pièce n° 18.002.

Dès le mois d'août, les praticiens des différents bailliages furent assemblés par eux à Arras (1), sans doute pour arrêter le plan à suivre, mais le travail en resta là pour cette année. En 1509, au contraire, il fut activement poussé (2) et avec plus de méthode qu'en 1507. Une commission de juristes, bons coutumiers (3), réunie à Arras, se préoccupa uniquement de rédiger les coutumes générales d'Artois. Quand on en eut fini, les commissaires de l'Empereur convoquèrent pour le 13 juin à Arras « tous et chascuns les prelatz, gens d'église, nobles, seigneurs, praticiens, gens de justice et autres des Estats dud. conté d'Arthois » (4). A cette assemblée comparurent la plupart des membres des trois ordres « aïans seigneuries et jurisdictions oud. conté » (4). Seuls furent mis en défaut les officiers et sujets de la dame de Vendôme, comtesse de Saint-Pol (5). Les coutumes générales

---

(1) 1508, 31 août. *Taxes faites par Robert de Melun et Jean Caulier :* 1° *à Louis Dubiez, procureur fiscal au bailliage d'Aire, à Michel Gargan, greffier principal de cette ville et à Jean Broude,* « tous con- » seilliers et praticiens aud. bailliage d'Aire..., depputez et ordonnez de par » le bailly d'Aire » *qui ont vaqué à Arras pour la rédaction des coutumes générales d'Artois avec les envoyés des autres bailliages;* 2° *à Jacques Lucas, procureur de l'archiduc au bailliage de Lens, pour le même motif* (Originaux : *Ibid.*, pièce n° 18004). Le voyage des premiers avait duré six jours, celui du second quatre jours seulement.

(2) Deux documents nous renseignent sur la rédaction des coutumes de 1509 : 1° le « procès-verbal » du 20 novembre 1509 par où les deux commissaires rendent compte de leur mission (Copie : *Ibid.*, pièce n° 18.002); 2° le rapport fait par Charles Naye et Jean Femyer à l'échevinage de Béthune le 16 juin 1509 (Arch. comm. de Béthune, *loc. cit.*, f° 180). Ces deux textes diffèrent peu quant au fond; pourtant le premier est plus complet.

(3) Ces « notables personnaiges, praticiens et conseillers de tous les bail- » liages et bonnes villes d'icelle conté d'Arthois », prêtèrent serment entre les mains des commissaires (*Procès-verbal de Robert de Melun et Jean Caulier*).

(4) *Ibid.*

(5) « Saulf les seneschal et officiers de Madame de Vendosme à Saint-Pol » et tous les prelatz, nobles, gens de justice dud. conté de Saint-Pol, qui » est tenue et mouvant de vous a cause de vostre chastel d'Arras et res- » sortissant par appel par devant vostre gouverneur et hommes de fiefz

furent ensuite lues et quelques modifications proposées. Quand les diverses difficultés eurent été vidées, tous les assistants apposèrent leurs seings à la fin du cahier, sous le procès-verbal dressé par les commissaires (1).

La rédaction des coutumes des bailliages, châtellenies, villes, terres et seigneuries particulières était désormais facile : le texte établi par les États servant de cadre, il suffisait aux baillis de faire rédiger par les praticiens de leurs sièges les coutumes du bailliage, en tant qu'elles dérogeaient aux générales, et aux seigneurs et justiciers de relever dans leurs coutumes locales les exceptions aux coutumes du bailliage. Le travail devait être fini pour le 1ᵉʳ août (2) et de fait, dès le 13 juillet, une réunion partielle d'États approuva et contresigna les coutumes du bailliage de Saint-Omer; il en fut de même le 17 juillet, pour celui de Lens; le 28, pour la gouvernance et avouerie de Béthune; le 30, pour le bailliage d'Aire (3). On ne voit pas en revanche qu'il ait été procédé en 1509 à une nouvelle rédaction des coutumes des villages.

Les coutumes générales de 1509 furent le premier ouvrage imprimé en Artois (4); preuve du succès qu'elles trouvèrent auprès des jurisconsultes. Mais jamais ce texte ne devint officiel et l'on peut en deviner la raison :

» jugans oud. chastel d'Arras; lesquelz a ceste cause, eulx sur ce appellez
» et actenduz, furent par nous mis en deffault » (*Ibid.*).

(1) « Lesquelles [*coutumes*], apres aucunes difficultez que pluiseurs illec
» assistans alleghuerent et mirent en avant, widées et appaisées, furent par
» tout (*sic*) les assistens approuvées, acheptées et signées » (*Ibid.*). — Le
texte des coutumes de 1509, publié par MAILLART, *op. cit.*, pp. 71 sqq.,
1ʳᵉ col., se termine par cette formule : « Faictz soubz les saingz des soubz-
» signez presens a la dicte assemblée... »

(2) Rapport des échevins de Béthune (*loc. cit.*).

(3) *Nouveau Coutumier général*, t. Iᵉʳ, pp. 283, 324, 315 et 323.

(4) L' « *Agregatoire de coustumes* » d'Artois, fut d'abord édité et mis en
vente à Paris; mais il fut réimprimé dès 1512 par Bauldrain Dacquin, à
Hesdin. Sur cette curiosité typographique, aujourd'hui des plus rares,
cf. A. CLAUDIN, les *Origines de l'imprimerie à Hesdin-en-Artois, 1512-
1518* (dans le *Bulletin du Bibliophile*, ann. 1891, pp. 6-17).

la sanction seule de l'Empereur eût été sans valeur devant les cours de justice du Royaume où les diverses juridictions d'Artois ressortissaient en appel; Maximilien aurait donc dû solliciter de Louis XII des lettres patentes d'homologation, et il ne s'en souciait guère; c'eût été reconnaître bénévolement une subordination dont toute sa politique visait à éluder les devoirs. Aussi, la Régente se contenta-t-elle d'envoyer, le 30 mai 1511, au Parlement de Paris (1), les coutumes générales et locales d'Artois, mais elles n'en gardèrent pas moins leur caractère purement officieux et, par suite, tout le fruit qu'on avait pu espérer tirer de leur rédaction fut perdu. Rien ne fut changé au mode de preuve des coutumes et l'on continua devant les tribunaux de recourir aux longues et compliquées enquêtes par turbes.

La dualité de pouvoir à laquelle l'Artois était soumis prit fin vingt ans plus tard avec le traité de Cambrai qui détacha complètement cette province du Royaume. Désormais Charles-Quint n'eut plus à remplir aucun devoir féodal à l'égard de son rival; l'aide ordinaire fut levée à son profit et l'Artois cessa d'être soumis à la juridiction du Parlement de Paris; la création d'un Conseil provincial sanctionna cette situation indépendante.

Les États d'Artois profitèrent du nouveau régime pour réclamer la confirmation par l'Empereur des coutumes de 1509 : le 3 mars 1531, ils lui firent remontrer par leurs députés aux États généraux tous les inconvénients provenant du fait « que les coustumes ne sont decretées » et réclamer qu'il y fût remédié au plus vite (2).

(1) Arch. dép. du Nord, *loc. cit.*, pièce n° 18.002.

(2) Gérard Locquet, orateur de la députation artésienne, exposa que « le » plupart [*des procès*] procède parce que les coutumes ne sont decretées et

Ces doléances, renouvelées à l'assemblée des États d'Artois du 18 mars 1531, inspirèrent sans doute le placard du 7 octobre de cette année, par où Charles-Quint ordonna l'homologation de toutes les coutumes des Pays-Bas (1). Les vœux de l'Artois ne reçurent pas tout de suite la prompte satisfaction que cette mesure pouvait laisser espérer : on vit en 1534 les deux premiers ordres se plaindre de nouveau, et sans plus d'effet, des frais que les enquêtes par turbes causaient aux parties (2). Pourtant le moment n'était pas éloigné où le désir général allait se réaliser : le placard du 4 octobre 1540 (3), contenant les mêmes prescriptions que celui de 1531, devait être mieux exécuté en Artois.

L'Empereur lui-même, venu à Saint-Omer le 16 novembre, annonça aux États qu'il était prêt à décréter les coutumes du comté, mais que, le Conseil d'Artois ayant relevé dans le cahier de 1509 deux points à réviser, il entendait avant toutes choses soumettre aux États ces difficultés (4).

Le 23 novembre, les États d'Artois, réunis à Saint-Vaast d'Arras décidèrent, après une assez longue discus-

---

» sont souventes fois icelles coustumes affermées par gens champestres et » josnes praticiens quy ne sçavent veritablement icelles coustumes » (Arch. comm. de Béthune, *reg. BB 6, f° 65*).

(1) Copie authentique : Arch. dép. du Pas-de-Calais (fonds du Conseil d'Artois), *1er reg. aux placards, coté B 1, f° 56*; cité par MAILLART, *op. cit.*, p. 170.

(2) Original : Arch. dép. du Nord (fonds de la Chambre des Comptes), *carton B 944*, pièce n° 17.273.

(3) Copie authentique : Arch. dép. du Pas-de-Calais (*2° reg. aux placards, coté B 2, f° 57 v°*; cité par MAILLART, *op. cit.*, p. 170.

(4) « Lad. Majesté, advertye du grant frait et dommaige que supportoient » ses vassaulx et subjectz de ce païs d'Arthois ou faict des coustumes ge- » neralles d'icelluy pays, quant, en cas [de] procès, les convenoit verifier » en turbe, avoit advisé de... les decreter adfin que les parties litigantes » ayant a faire d'icelles, s'en peuissent aydier... en leur proces par extraict » du greffe du lieu, obviant ausd. fraitz de les veriffier en turbe » (Arch. comm. de Béthune, *reg. BB 7, f° 65 v°*). L'Empereur fit remettre aux États une note du Conseil d'Artois sur les points à rectifier (*Ibid.*).

sion, de prier l'Empereur de bien vouloir décréter provisoirement les coutumes, en y introduisant les deux modifications proposées par le Conseil d'Artois (1). Ainsi les enquêtes par turbes deviendraient inutiles, les plaideurs pouvant se faire délivrer des extraits authentiques pour le prix modique de six deniers par article. En outre, le décret n'étant pas définitif, rien n'empêcherait de faire dans la suite les additions ou suppressions reconnues nécessaires. Conformément à ces vœux, Charles-Quint homologua les coutumes d'Artois par lettres patentes données à Namur le 26 décembre 1540 (2).

Mais un travail de révision était indispensable : lors de la rédaction de 1509, l'Artois était du ressort de France et, dans tous les cas laissés indécis par les coutumes provinciales, on avait recours aux coutumes générales

---

(1) Cf. la requête adressée le 25 novembre 1540 à l'Empereur par les États d'Artois pour obtenir à titre provisoire la ratification des coutumes (Copie authentique : Arch. comm. de Béthune, *reg. BB 7*, f⁰ 71, v⁰). Les modifications proposées par le Conseil d'Artois (Arch. comm. de Béthune, *loc. cit.*) étaient les suivantes : a) suppression à l'article 95 du cahier original (art. 93 du texte publié par MAILLART, *op. cit.*, p. 113, 1ʳᵉ col.) du mot « cateux » [la coutume de 1509 portait que « au survivant des deux » conjoinctz par mariage compete et appartient, à l'encontre des héritiers du » premier morant la moytié de tous les biens moeubles, *catheux*, delaissez » au jour d'iceluy trespas », ce qui était contre l'usage, car les cateux, considérés en Artois comme immeubles accessoires, suivaient les propres (Cf. MAILLART, *op. cit.*, pp. 824-825]. — b) Adjonction de l'article « Le mort saisit » le vif son plus prochain héritier habile à luy succeder, en faisant les droix » et debvoirs ad ce pertinens », les rédacteurs de 1509 ayant omis de signaler cet usage pourtant général en Artois. La première modification fut acceptée sans discussion; il n'en fut pas de même de la seconde; certains membres des États, craignant, en dépit de l'adjonction du gérondif « en faisant, etc. » que le « simple et commun populaire » pût, par une interprétation erronée de cet article, prétendre échapper au paiement des droits fiscaux sur les successions, proposaient de spécifier : « ... en faisant les droix » et debvoirs aux seigneurs, leurs baillifz, lieutenans, receveurs ou commis, » dont les héritages sont tenus et mouvans »; mais l'Église et le Tiers décidèrent de demander un décret provisoire, « ce que les depputez des nobles, » aprez aucunes communication (*sic*) tenues, ne ont eu pour agreable, fai- » sant plusieurs autres difficultez sur autres coustumes contenues au cayer » (Arch. de Béthune, *loc. cit.*, f⁰ 65 v⁰). — La majorité passa outre.

(2) Cf. MAILLART, *op. cit.*, pp. 71-132.

du Royaume. La situation judiciaire de l'Artois n'étant plus la même depuis 1529, il fallait combler les lacunes de la rédaction primitive (1). La tâche devait être assez longue : en novembre 1542 seulement, l'Empereur put faire remettre aux États un premier projet de modifications (2). Une commission de juristes fut nommée (3) à l'assemblée du 17 décembre. Les États d'Artois approuvèrent son travail et le proposèrent à la ratification impériale (4), mais Charles-Quint fit attendre longtemps encore son décret, en dépit des doléances de ce corps, réitérées en janvier (5) et en août 1543 (6); il soumit le texte voté en décembre 1542 au Conseil Privé qui prit sur soi d'y introduire certains changements (7).

(1) *Ibid.*, pp. 72-73, 3° col.

(2) [1542], 21 novembre, Arras. *Lettre de Jean Doresmieulx au Magistrat de Saint-Omer* (Original : Arch. comm. de Saint-Omer, *Correspondance du Magistrat*, ann. 1542).

(3) 1542, [avant le 17] décembre. *Lettre du comte du Rœulx, gouverneur d'Artois, au Magistrat de Saint-Omer* (Original : *Ibid.*).

(4) Le 17 décembre, les États demandèrent à l'Empereur de « decreter le » caier des coustumes generalles dont de tout tamps l'on à usé aud. pays » d'Artois par dessus celles quy avoient esté decretées par La Majesté au » mois de décembre XV° quarante ; et lequel caier, apres que tout le con- » tenu en icelluy a esté tres bien veu en particullier par pluisieurs depputés » desd. Estatz et encoires reveu et releu en plaine audience de tous lesd. » Estatz ced. jourd'huy, iceulx des Estatz, soubz le tres noble plaisir de Sa » Majesté, ont accepté lesd. coustumes » [Original : Arch. gén. du Roy. de Belgique, à Bruxelles (Papiers d'État et de l'Audience), *reg. n° 685*, f° 13].

(5) 1543, 24 janvier, Arras. *Acte d'accord de 60.000 carolus par les États d'Artois* [A (original) : *Ibid.*, f° 20. — B (copie) : Arch. comm. d'Arras, *Mémoriaux du Magistrat, reg. coté XIV*, f° 366]. Dans son acte du 9 février exemptant les sujets d'Artois du service de ban et d'arrière-ban, la Régente promit « au regard des coustumes », qu'elle « y fera besognyer » u toute diligence pour estre decretées le plus tost que convenablement » faire se pourra » (Copies : Arch. gén. du Royaume de Belgique : a) *reg. n° 819*, f° 163 v°; b) *reg. n° 668*, f° 41 v°; c) *reg. n° 685*, f° 24).

(6) 1543, 2 août, Saint-Vaast d'Arras. *Acte d'accord de 30.000 carolus par les États d'Artois* (Copie : Arch. comm. d'Arras, *loc. cit.*, f° 378).

(7) « Lequel quoyer [*approuvé par les États*], a esté reveu, visité et » debatu par nos très chiers et feaulx les chief-president et gens de nostre » Privé Conseil, en la presence des deputez desdicts de nostre Conseil d'Ar-

Les lettres patentes promulguant les coutumes générales sans préjudice des coutumes locales qui devaient
être homologuées dans la suite, furent données à Bruxelles
le 3 mars 1545 (n. st.) (1). Elles ne satisfirent point encore
complètement les États : ceux-ci, dans leur session du
23 septembre suivant, prièrent l'Empereur de « volloir
faire decreter les coustumes selon qu'elles ont esté verif-
fiées et accordées par les Estatz, Conseil Provinchial et
anchiens coustumiers de ce païs d'Artois, sans y adjous-
ter ou diminuer » (2). Le placard du 3 mars 1545 n'en
fut pas moins publié au Conseil d'Artois le 23 novembre
1546 et resta en vigueur jusqu'à la fin de l'Ancien
Régime.

°°

L'historique sommaire qui vient d'être fait permet de
déterminer comment le pouvoir législatif, en matière de
coutumes, se partage entre le prince et les États Provin-

» tois pour ce mandez » (Homologation du 3 mars 1545, dans MAILLART,
op. cit., pp. 73-74, 3ᵉ col.).

(1) MAILLART, op. cit., pp. 71-132, 3ᵉ col. — Maillart, ayant oublié de
réduire la date du style de Pàques à celui du 1ᵉʳ janvier, cite toujours ce
placard comme étant de 1544 et les auteurs qui ont utilisé son ouvrage ont
suivi cette erreur. — Les coutumes de 1545 sont au nombre de 201, alors
que celles de 1540 ne comprenaient que 147 articles et celles de 1509,
144.

(2) 1545, 23 septembre, Saint-Vaast d'Arras, Acte d'accord par les États
d'Artois de quatre aides extraordinaires par an, quatre ans durant
(Copie : Arch. comm. d'Arras, loc. cit., fᵒ 429). — Une requête dont le texte
ne nous est pas parvenu, fut adressée à l'Empereur pour lui signaler « au-
» cuns articles des coustumes d'Artois, ou y avoit aulcunes faultes et ob-
» missions » ; le conseiller de la ville d'Arras, Philippe Raullin, avait été
chargé par les États de la rédiger ; on y joignit « une attestation faicte par
» aulcuns practiciens de la ville d'Arras sur lesd. articles » [Arch.
dép. du Pas-de Calais (fonds des États d'Artois), compte général coté B,
fᵒˢ 246 vᵒ et 254 vᵒ; N. B. ce registre a lui-même disparu dans l'incendie,
allumé par les projectiles allemands le 13 juillet 1915, qui détruisit, on s'en
souvient, la Cathédrale, la Bibliothèque, le Musée et les Archives départe-
mentales d'Arras; les autres documents dont nous nous sommes servi dans
cette étude ont tous échappé, croit-on, à la rage de nos ennemis].

ciaux. Il est à noter tout d'abord que ni ceux-ci ni celui-là
n'ont rien à voir avec la création proprement dite de la
loi : avant leur intervention, le droit coutumier est déjà
formé par le lent consentement populaire, selon l'heu-
reuse formule du jurisconsulte artésien Nicolas Gosson :
« Jus moribus populi introductum, tacito ejus consensu
» per annos plurimos approbatum et pro lege observa-
» tum » (1). Tout au plus un Charles-Quint, au comble
de sa puissance, prend-il la liberté de faire décider les
cas douteux par son Conseil Privé, mais il ne s'agit en
l'occurrence que de points de détail et ces empiétements
ne sont pas sans soulever des protestations.

En revanche, on reconnaît au pouvoir central une
double prérogative : c'est lui qui a l'initiative de la rédaction des coutumes; et, quand le travail est terminé,
c'est encore lui seul qui peut leur donner un caractère
officiel. Tant que le Roi ou l'Empereur n'a pas homologué
par ses lettres patentes le cahier rédigé sur ses ordres,
celui-ci n'a pas plus de valeur légale que les recueils dus
à un Pierre de Fontaines ou à un Masuer; il faut que le
décret du souverain vienne « attribuer la vie extérieure-
ment (2) » à ce texte impuissant.

Quel rôle reste dévolu aux États Provinciaux? Il est
extrêmement modeste et tout passif, mais nécessaire :
s'ils ne peuvent innover, on ne peut innover sans eux;
il leur appartient, sinon de créer la coutume (3), du

_____

(1) MAILLART, op. cit., p. 184.
(2) GUY COQUILLE, cité par P. VIOLLET, op. cit., p. 147.
(3) Ce n'est pas l'avis de Guy Coquille qui, après avoir rappelé l'ordonnance de Montil-lès-Tours prescrivant la rédaction des coutumes « par l'advis
» des Estats de chascune province de son royaume », ajoute : « Ce qui a
» esté exécuté en la plupart des provinces coutumières et selon que les
» Estats en ont esté d'accord, tant à rapporter les anciennes coustumes _que_
» _pour en establir de nouvelles_ » (GUY COQUILLE, _Questions et responses_
sur les coustumes..., p. 1). Il ne faut pas oublier les préoccupations politiques de cet auteur; pour lui, « le peuple a estably les Roys, comme par
» voye de compromis » sans leur transférer « indistinctement et incommuta-
» blement tout pouvoir »; sous l'empire de cette idée préconçue, il a une

moins de la constater et de la réduire en principes clairs
auxquels le prince donnera le caractère obligatoire de la
loi; ils témoignent plutôt qu'ils ne légifèrent.

.Ch. HIRSCHAUER.

tendance à exagérer le pouvoir législatif des États où il veut voir « une
» marque de l'ancien establissement de ceste république françoise, meslée
» de démocratie, aristocratie et monarchie » (*Ibid.*). Jusqu'à quel point
cette théorie est admissible, c'est la question que nous chercherons à élucider dans une thèse en préparation sur les États provinciaux d'Artois.

A LA MÊME LIBRAIRIE

La Rive gauche du Rhin et l'Équilibre européen, par M. Ch. Stiénon avec une préface de Maurice Barrès, de l'Académie française. — 1917, 1 vol. in-16.. **2 fr.** »

Le droit social et la réparation des dommages en régions envahies, par René Jacquelin, professeur à la Faculté de droit de l'Université de Paris. — 1917, 1 vol. in-16................................, ... **3 fr.** »

Le Palais et la Justice pendant la guerre (4 août 1914-1er août 1916), préface de Me Chenu, ancien bâtonnier. — 1916, 1 vol. in-16. **3 fr. 50**

Les Affinités françaises de l'Alsace avant Louis XIV et l'iniquité de sa séparation de la France, par Jacques Flach, membre de l'Institut, professeur au Collège de France. — 1915, 1 vol. in-16.. **2 fr. 50**

Essai sur la formation de l'esprit public allemand, par Jacques Flach, membre de l'Institut, professeur au Collège de France. — 3e éd., très augmentée, 1916, 1 vol. in-16......................... **3 fr.** »

Mentalité teutonne. — *Jugés par eux-mêmes!*

> « On peut tailler un honnête homme dans le premier bloc venu. Mais pour un coquin, il faut une pâte fine, et de plus un certain génie national, une sorte de climat de coquins. L'Allemagne pourra ainsi, avec le temps, nous fournir quelques bons produits ».
>
> (Schiller).

par Daniel Bellet, secrétaire perpétuel de la Société d'Economie politique, professeur à l'Ecole libre des Sciences politiques et à l'Ecole des Hautes Etudes commerciales, lauréat de l'Institut.......... **3 fr. 50**

Les Forces de la France d'hier et de demain, par Léon Polier, professeur à la Faculté de droit de Toulouse. — 1915, 1 vol. in-16. **3 fr.** »

La Caste dominante allemande, sa formation, son rôle. — I. *Idéologie de caste.* II. *L'Allemagne, la conquête économique et la guerre,* par Maurice Millioud, professeur de Sociologie à l'Université de Lausanne. — *Troisième édition.* -- 1916, 1 vol. in-16.................. **3 fr.** »

La République et le Rhin. *Le Rhin est la frontière républicaine de la France. La France au Rhin, ou la capitale à Bordeaux,* par Edouard Driault, avec une carte, hors texte, de la région rhénane. — 1916, 1 vol. in-16.. **3 fr.** »

Séquestres et séquestrés. *Les biens austro-allemands pendant la guerre,* par Edgard Troimaux. — Troisième édition, 1916, 1 vol. in-16. **3 fr.** »

Memento de l'Impôt général sur le revenu, par L. Bocquet, répartiteur des contributions directes de la Ville de Paris, docteur en droit. — 1 vol. in-18.. **2 fr.** »

BAR-LE-DUC. — IMPRIMERIE CONTANT-LAGUERRE.